AF611269

RÉFLEXIONS
SUR LA RÉVOLUTION
DU 20 MARS 1815.

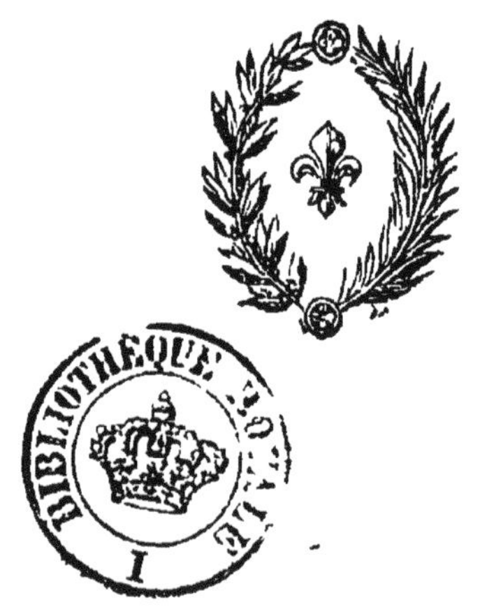

À BESANÇON,
Chez Petit, Libraire, grand'-rue, vis-à-vis la rue Baron.

Août 1815.

RÉFLEXIONS
SUR LA RÉVOLUTION
DU 20 MARS 1815.

De execratione et mendacio annuntiabuntur in consummatione.
Psaume 58.

Que l'horreur universelle pour leurs blasphèmes et leurs mensonges, soit annoncée par-tout. *La Harpe*, *p.* 310.

Français,

La plus étonnante, la plus scandaleuse des révolutions vient de troubler la tranquillité des empires, conduire la France sur le bord de l'abyme, ensanglanter l'Europe, créer de nouveaux forfaits! Un homme dont le génie fut le génie du crime, qui dût son existence à la générosité des puissances coalisées enfin contre son ambition, est venu, pour la seconde fois, apporter au monde le trouble, la guerre et la destruction. Déjà ses infames précurseurs, jaloux de la tranquillité dont vous jouissiez sous un gouvernement libéral, avaient préparé son retour par tout ce que le mensonge et l'iniquité ont de plus odieux! Bientôt son arrivée décupla leur audace, multiplia leurs crimes et nous prépara ces scènes d'horreur et d'anarchie où la patrie faillit trouver son tombeau !

Français, écoutez la voix d'un de vos concitoyens, ami des lois, des mœurs et de votre véritable liberté; il n'a d'autres prétentions que de vous convaincre qu'elles sont l'égide de votre tranquillité et de votre bonheur, sous le gouvernement paternel et réparateur de vos rois. Si quelqu'un croit y reconnaître la critique amère de sa conduite, qu'il sache que j'écris sans animosité personnelle, sans autre désir que de faire le bien, et dans le seul but d'éclairer mes compatriotes. Puissé-je réussir ! je n'ambitionne point d'autres récompenses.

Les apôtres de notre prétendue régénération politique et sociale n'ont cessé d'exalter les avantages du gouvernement de Bonaparte, en calomniant et outrageant le gouvernement des Bourbons ; c'est ainsi qu'ils essayaient de couvrir de fleurs, le précipice qu'ils avaient creusé sous leurs pas, et dans lequel ils voulaient vous entraîner avec eux!

Déjà vous avez apprécié ces grands avantages du gouvernement de Napoléon ; vous savez qu'il réduisit le commerce à une stagnation absolue, qu'il dépeupla les villes et les campagnes, enleva à l'agriculteur les produits de son travail; à l'ouvrier, son industrie; qu'il dissipa vos finances, créa de nouveaux impôts, fit périr par milliers vos enfans, entraîna la France dans les guerres civiles, et la laissa, presque sans défense, en proie à toutes les horreurs d'une guerre étrangere, etc. etc. Voilà les bienfaits du gouvernement de Napoléon ! ! !

Cependant, que vous promettaient ses partisans, aveuglés par le plus furieux délire ?

Ils vous assuraient que son retour était l'ouvrage de l'Angleterre : ils vous ont trompés !

Ils prétendaient que l'Autriche était d'accord avec lui; et ils vous trompaient encore!

Marie-Louise arrivait chaque jour, avec son fils; nouveau mensonge de leur part!

On négociait la paix avec l'Angleterre et l'Autriche, tandis qu'ils savaient qu'elles armaient contre eux!

Tantôt les puissances alliées étaient désunies; tantôt les Russes étaient attaqués par les Turcs et les Perses; tantôt l'Italie occupée par Murat (1), la Belgique, la Saxe, etc., se prononçaient en faveur de Bonaparte; tantôt les puissances ne tardaient à attaquer vos armées, que dans la certitude qu'elles devaient être vaincues! etc. etc. etc.

Eh bien! ils ont toujours menti! Mais ils voulaient vous entraîner dans leurs abominables complots! Ils voulaient persuader à l'Europe que leur œuvre d'iniquité était l'ouvrage de la France entière; ils voulaient enfin vous associer à leurs crimes, à leurs fureurs, et faire de cette belle France un monceau de cendres, de ruines et de dévastations!

Les malheureux! ils n'ignoraient cependant pas que la majeure partie des Français rappelait, par ses vœux, le meilleur des rois; ils savaiant que la Provence, le Languedoc, le Béarn, la Navarre, le Poitou, la Saintonge, le Limousin, la Touraine, l'Orléanais, la Bretagne, la Normandie, l'Anjou, l'Artois, la Picardie, la Flandre, une partie de l'Alsace et de la Lorraine (2), notre bon département (3) et plusieurs autres, détestaient le joug qui leur était

(1) Beau-frère de Bonaparte, qui l'avait placé sur le trône de Naples.

(2) Anciennes provinces de France, qui forment près des trois-quarts de la France, et aujourd'hui divisées en départemens.

(3) Le Doubs.

imposé: mais n'importe; ils voulaient vous séduire, vous entraîner dans leur déplorable aveuglement, et pour y réussir, ils vous trompaient encore!

Ne sont-ce pas eux qui ont cherché à vous rassurer sur l'invasion, tandis que les Alliés réunissaient sur les frontières des forces immenses? ne sont-ce pas eux qui vous ont assuré que Louis avait abdiqué la couronne? ne sont-ce pas eux qui vous ont dit que les Alliés ne prenaient les armes que *pour démembrer la France?* ne sont-ce pas eux qui vous ont prôné les victoires de Fleurus, de Ligny, tandis que notre armée venait d'y être anéantie? c'est ainsi, malheureux Français, qu'ils vous ont toujours trompés!

Ils ont osé vous dire que les Bourbons voulaient rétablir le régime féodal, parce qu'il était la base essentielle de leur monarchie.

Eh bien, lisez l'histoire; vous y verrez que dans le temps où il y avait fort peu de *cités* (1), puisqu'on n'en comptait que 150 dans les Gaules, quand Clovis, un de nos premiers rois, y étendit et y assura ses conquêtes (2), la plupart de ces communes dûrent leur affranchissement à nos rois, qui les protégèrent contre la féodalité.

En effet, « lorsque l'anarchie féodale eut réduit » les peuples à l'état d'esclave, et la royauté à un » simple titre honorifique, alors l'excès des abus fit » naître les réformes; nos rois cherchèrent à rentrer » dans leurs droits usurpés; mais trop faibles pour » attaquer de front les seigneurs, *ils commencèrent* (3) » *par affranchir les serfs du domaine de la cou-*

(1) Aujourd'hui appelées *villes*.

(2) Vers la fin du 5me siècle.

(3) Philippe-le-Bel, dont le règne commença en 1286, et Louis dit Hutin, son fils, qui lui succéda en 1314.

» *ronne.* Ces troupeaux d'esclaves changés en hommes, » prirent un essor : on vit bientôt renaître parmi eux, » le courage, l'émulation, l'industrie.....

» En même temps que *nos rois rendaient la li-* » *berté à leurs vassaux, ils essayaient de rétablir* » *les cités, en leur accordant des lettres confir-* » *matives de leurs anciens droits......*

» *Bientôt les vassaux des seigneurs, animés par* » *ceux du roi*, s'agitant sous leurs chaînes, mirent » tout en œuvre pour les rompre; *leur premier mou-* » *vement se dirigea vers le trône; ils sollicitèrent* » *des chartes d'affranchissement ; des titres sans* » *droits leur furent d'abord accordés; le souverain* » *leur permit de se réunir en communes* (1)...... »

(1) Répertoire universel, mot Communes, p. 221, 222 (*).

(*) Les affranchissemens des communes commencèrent sous le règne de Louis-le-Gros, qui monta sur le trône en 1108. » Ce » prince, dit Mably, tom. 2, p. 58 et suiv., pensa à mettre ses » sujets en état de se défendre par eux-mêmes contre cette tyrannie » (la féodalité). C'est ce qu'on appelle *le droit de Commune......* » Les bourgeois acquirent le droit de disposer de leurs biens et de » changer à leur gré de domicile. On vit abolir presque toutes ces » coutumes barbares auxquelles ils avaient été assujétis...... Les villes » devinrent, en quelque sorte, de petites républiques... Les bour- » geois sortirent subitement de cette stupidité où la misère de leur » situation les avait jetés.....

» Mais les seigneurs, jaloux des biens qu'une liberté naissante » commençait à produire,..... fomentèrent des divisions dans la » bourgeoisie,..... dans l'espérance de recouvrer les droits qu'ils » avaient aliénés..... De là cette défiance des villes, qui les porta » quelquefois *à demander que le roi fût garant des traités* » *qu'elles passaient avec leurs seigneurs...... Les communes ne* » *voulurent plus dépendre que du roi....* et favorisèrent en toute

En effet, Louis VII, en 1144, confirma aux cités de Beauvais et de Soissons (1), les priviléges que Louis VI son père leur avait donnés. Orléans (2) dût, en 1147, son affranchissement au même prince, qui l'accorda aussi à Meaux (3), en 1179, comme il l'avait précédemment octroyé à Compiegne (4), en 1153; Philippe-Auguste érigea Tournai (5) en commune, et, en 1185, réunit Condé et quelques autres cités de Flandre, sous la même charte protectrice des droits qu'elles lui avaient demandés. La ville de Sens (6) obtint son affranchissement du même prince, en 1189; la ville et le comté de Blois (7) eurent les

» rencontre les entreprises du prince, qui avait le même intérêt » d'abaisser les seigneurs. »

» Telle était la situation des Français, lorsque Saint Louis » proscrivit des terres de son domaine, l'absurde procédure des » duels judiciaires. » (D'après cette ancienne coutume des Francs, il était permis de se battre soi-même, ou par des champions, contre sa partie adverse, les témoins qu'elle produisait, même les juges qui avaient décidé la question)...... » La piété éminente » de ce prince ne permit pas de penser que sa réforme fût une » censure de la Providence...... et la plupart des seigneurs adop- » tèrent, dans leurs terres, la forme des jugemens qui se pra- » tiquaient dans les justices royales, etc. »

Je cite exprès l'autorité de l'abbé de Mably, qui ne sera point suspecte aux yeux de certaines personnes, puisque la Convention Nationale décerna *les honneurs du Panthéon* à cet apôtre de la nouvelle philosophie qui nous a déjà procuré vingt-cinq ans d'horreurs et de révolution !

(1) Grandes villes de Picardie. (2) Capitale de l'Orléanais

(3) Grande ville près de Paris. (4) Ville de l'Artois.

(5) Ville de Flandre. (6) Grande ville en Champagne.

(7) Dans la Touraine.

mêmes priviléges, en 1195, sous le même souverain: en 1279, Philippe III affranchit Aigues-Mortes, dans le Languedoc: plus tard, Charles VI affranchit Lautrec (1). En 1430, Charles VII rendit une ordonnance pour proclamer l'affranchissement des ville et château de Mehun-sur-Yevre (2); Henri IV et Louis XIII, confirmèrent à la ville de Dourlans (3), tous les priviléges qu'elle avait sollicités, et c'est ainsi que Mantes (4), La Rochelle (5) et presque toutes les villes de France obtinrent leur affranchissement (6).

Nos Rois firent plus encore pour l'intérêt de leurs peuples; depuis long-temps ils projetaient de les soustraire tous aux abus des restes du régime féodal; c'est dans ces intentions que Louis XIII, par son ordonnance de 1626, décida que les châteaux-forts appartenants aux seigneurs qui n'étaient point sur les frontières du royaume, seraient rasés, et leur défendit d'en bâtir de nouveaux, sans sa permission; que Louis XIV ordonna le démantelement de ceux qui

(1) Petite ville dans le Bas-Languedoc.

(2) Ancienne ville de France dans le Berri, autrefois considérable.

(3) Petite ville de Picardie.

(4) Ville assez considérable de l'Isle de France, à onze lieues de Paris.

(5) Grande, belle, forte, très-riche et très-célèbre ville, ancienne capitale de l'Aunis

(6) Tel encore que *Nimes*, au mois d'août 1345, par Philippe VI; *Toulouse*, en mars 1394, par Charles VI, confirmé en décembre 1422, par Charles VII; *Rouen*, en novembre 1449, et en mars 1457, par le même Prince; *Lyon*, en 1495, par Charles VIII, et en février 1514, par Louis XII; *Auxerre*, en 1476, par Louis XI; *Romans* (Dauphiné), en 1547, par Henri II; *Narbonne*, en juin 1560, par François II, etc. etc. etc.

existaient en Franche-Comté, après la conquête de cette province; ce fut enfin pour obvier à ces abus, que Louis XVI abolit la main-morte et les autres droits féodaux, dans les domaines de la couronne, engageant les seigneurs à imiter son exemple, et qu'il prescrivit aux Etats-généraux, dans les instructions qu'il leur donna en 1789 (1), de prendre pour base de la nouvelle constitution qu'il voulait donner à ses sujets, les principes de liberté et de garantie individuelle sur lesquels Louis XVIII a fondé la sienne (2).

Et quels étaient les motifs qui déterminèrent nos rois à affranchir leurs peuples? Ils vous le disent, dans quelques-unes de leurs chartes. La ville de Sens obtint cette faveur, *pro intuitu pietatis*; celle de Mantes, *pro nimiâ oppressione pauperum*; celle de La Rochelle, *propter injurias et molestias à potentibus terræ burgensibus frequenter illatas, etc.*

» Rien de plus sacré que ces motifs: aussi, l'abbé » de Nogent, témoin oculaire de ces opérations si » sages, si nécessaires, si utiles à la France, en parle » en ces termes: La commune, nom nouveau,....... » a pour but d'affranchir les censitaires de tout ser- » vage, au moyen d'une redevance annuelle, n'im- » posant à ceux qui manquent à leurs devoirs, qu'une » amende légale, et *délivrant les serfs de toutes*

(1) Séance royale du 23 juin.

(2) Ainsi, long-temps avant la révolution, nos rois portèrent les premiers coups à l'arbre antique de la féodalité; il n'en resta plus qu'une partie des droits appartenants aux seigneurs, que Louis XVI supprima, de concert avec l'Assemblée Nationale, par le décret des 4, 6, 7, 8 et 11 août 1789, et qui ont été proscrits de nouveau, et pour jamais, par la charte constitutionnelle de notre bon roi.

» *les exactions auxquelles ils étaient assujétis* (1). »

Ainsi telle fut, parmi nous, la renaissance du peuple, de cet ordre d'hommes qu'on nomma, dans ce temps, *tiers-état;* telle fut l'origine de nos droits, comme plébéiens; vous les devez tous à la politique, à la sagesse, et sur-tout à la bonté de nos rois, que vous avez dès-lors si cruellement méconnue, et si témérairement outragée!

Voilà des faits, et des faits positifs, que je mets au défi les détracteurs du gouvernement des Bourbons, de démentir : pourront-ils donc encore vous persuader que ces princes n'ont jamais cherché qu'à asservir leurs sujets, et que le régime féodal est la base essentielle de leur monarchie?

Mais, vous disaient-ils : l'ancienne noblesse veut recouvrer ses biens aliénés pendant la révolution, rétablir le régime féodal et accaparer toutes les places.

Qu'importe ces vains désirs? N'avez-vous pas une charte constitutionnelle qui proscrit ces folles prétentions? Votre roi, qui vous l'a donnée dans sa justice et sa clémence, ne vous l'a-t-il pas garantie? Il vous a juré de la maintenir, et *jamais Roi de France ne faussa sa parole vis-à-vis de ses peuples.* Ces princes l'ont toujours observée si religieusement, que nos ancêtres avoient reçu en proverbe : *la parole du Roi est sacrée :* il a fallu la révolution pour oublier cette maxime, aussi honorable pour la nation, que flatteuse pour ses monarques.

Pouviez-vous encore concevoir quelques craintes, après la parole sacrée de votre souverain? Soupçons aussi injustes que déplacés, sur-tout à l'égard du meilleur des rois!

Sachez donc qu'il lui eût été plus facile de ne pas

(1) Répertoire universel, mot Commune, p. 222, 2me colonne.

vous accorder ce *Palladium* de vos droits, que de le briser. En effet, à l'époque de son retour dans sa patrie, les armées étrangères étaient maîtresses de la France; le Roi pouvait leur confier la garde de son royaume; il pouvait licencier l'armée française, en créer une nouvelle, renvoyer de toutes les places les partisans de l'ancien gouvernement, et les remplacer par ceux dont le dévouement lui eût été connu, etc. Dès-lors, il devenait maître absolu dans son empire. Mais non, il ne l'a pas fait, parce que ses intentions étaient aussi droites et aussi sincères que son cœur dont elles émanaient; il avait, au contraire, confié son ouvrage, sa personne auguste, à l'amour de tous ses sujets, à la fidélité de ses armées; mais, hélas! il en a fait une triste et bien cruelle expérience!

On vous répétait sans cesse que la charte constitutionnelle ne survivrait pas à son auteur. Propos aussi absurdes que déplacés!

Les princes de la maison de Bourbon ne se sont jamais joué des droits de leur nation, puisque je vous ai prouvé qu'elle leur devait, avant la révolution même, *l'origine de sa liberté*; d'ailleurs, ces lois de Louis XVIII sont en harmonie « avec les effets des » progrès toujours croissans des lumières, les rapports » nouveaux que ces progrès ont introduits dans la » société, et la direction imprimée aux esprits depuis » un demi-siècle (1). » Et comme il est impossible de faire rétrograder les connaissances de l'esprit humain, il est, par-là même, impossible de ne pas conserver des lois dont l'harmonie concorde avec l'intérêt de l'ordre social; il en résulterait d'ailleurs les inconvéniens les plus graves et les bouleversemens les plus

(1) Expressions de S. M., dans le préambule de la charte constitutionnelle.

fâcheux, qu'un prince quelconque, soit pour la tranquillité de ses peuples, soit pour la sienne propre, a toujours intérêt d'éviter.

D'un autre côté, l'intérêt d'une nation entière passe toujours avant celui d'un petit nombre de citoyens (je parle d'un peuple éclairé); Louis vous en a donné des preuves (1); et lorsque cet intérêt général est garanti par les lois (2), et qu'il ne dépend pas du prince seul de les changer (3), si toutefois il pouvait jamais en avoir la volonté, quel danger peut courir la nation? Aucun.

Qu'importe donc, encore une fois, que quelques nobles aient voulu recouvrer leurs biens, désiré même le rétablissement du régime féodal? Où étaient leurs titres? La constitution s'y opposait; ils ne pouvaient placer leurs prétentions au-dessus des lois; les tribunaux seuls auraient proscrit leurs demandes.

(1) Par sa charte constitutionnelle.

(2) Par la charte constitutionnelle.

(3) En effet, l'art. 15 de la charte constitutionnelle porte que « la puissance législative s'exerce *collectivement*, par le » Roi, la chambre des pairs et la chambre des députés. » D'après l'art. 16: « le Roi propose la loi. » Art. 18, « toute » loi doit être discutée et *votée librement* par la majorité de » chacune des deux chambres. » D'où il résulte, 1° que le Roi seul n'a pas le droit de faire des lois, *puisqu'il faut le concours des deux chambres*; 2° que si les chambres, ou l'une d'elles, rejette la loi présentée par le Roi, *ce n'est plus qu'un vain projet*, *qui ne peut recevoir d'exécution.*

Ainsi, le Roi ne peut donc seul détruire sa charte, y changer ou y ajouter quelques dispositions, puisqu'elle a donné une partie du pouvoir législatif à deux autorités indépendantes de la sienne, qu'il a partagée avec les députés de la nation, pour le bonheur de ses sujets.

Mais non; on a cherché à vous inquiéter, par tous les moyens possibles (1); quelques démarches, peut-être inconsidérées, d'un petit nombre d'entr'eux; des propositions auxquelles vous n'auriez prêté aucune mauvaise intention, si la malveillance ne s'était plu à les envenimer, ont jeté l'alarme dans vos cœurs. Quels inconvéniens y avait-il, pour vous, lorsqu'ils s'informaient quels étaient les possesseurs de leurs anciens fonds? Que pouviez-vous craindre, lorsqu'ils vous disaient, au besoin, que depuis long-temps vous n'aviez acquitté aucuns de leurs anciens droits? Que redoutiez-vous encore, si quelques-uns vous en ont demandé le paiement? N'étiez-vous pas libres de fixer vous-mêmes les conditions, si vous vouliez traiter? N'étiez-vous pas encore libres de refuser? Pourquoi donc vous inquiéter, lorsque, d'un seul mot, vous pouviez dénier leurs demandes?

Mais ils voulaient accaparer toutes les places? Ces alarmes, je crois, naissent de votre ambition.

Certes, vous n'êtes pas assez injustes pour les éloigner de toutes les fonctions, puisqu'ils sont Français, admissibles comme vous aux emplois civils et militaires (2), vos égaux aux yeux de la loi (3), et qu'ils contribuent

(1) Par exemple, il est aujourd'hui certain que peu de temps avant le retour de Bonaparte, plusieurs de ses partisans, dont quelques-uns s'annonçaient comme les envoyés de Louis XVIII, ont parcouru les campagnes pour défendre aux fermiers des biens nationaux, de solder aux nouveaux propriétaires le canon de leurs baux, *sous peine de payer deux fois*, *parce que*, disaient-ils, *Sa Majesté voulait les restituer aux anciens possesseurs*. Ces agitateurs sont connus, et la justice a les yeux ouverts sur leurs démarches.

(2) Art. 3 de la charte constitutionnelle.

(3) Art. 1 de la même charte.

indistinctement, comme vous, dans la proportion de leurs fortunes, aux charges de l'Etat (1) : il faut donc, qu'à mérite égal, ils puissent proportionnellement remplir une partie des fonctions publiques.

Sous le gouvernement de Bonaparte, il y en avait peu de placés, et il était juste, sous celui du roi, de les traiter comme les autres, puisqu'il ne pouvait plus exister contre eux, aucuns des motifs de suspicion qu'avait fait naître la révolution; que si vous avez cru apercevoir qu'on leur avait accordé plus d'emplois qu'auparavant, la raison en est qu'ils remplacèrent quelques administrateurs à qui le roi ne crut pas pouvoir accorder sa confiance, et qu'il fallait rétablir entr'eux et leurs concitoyens, la règle proportionnelle qu'auparavant on avait méconnue, à leur préjudice.

Mais vous redoutez leur fierté, leur hauteur. O nation inquiète et jalouse!

Consultez vos pères; ils vous diront combien les anciens nobles étaient, en général, affables et honnêtes envers chacun : au surplus, la hauteur est un vice assez commun parmi les hommes de tous les rangs, de toutes les classes; vous avez dû vous en apercevoir dans ces derniers temps; et « si nous n'avions point » de défauts, nous ne prendrions pas tant de plaisir » à en remarquer dans les autres (2). »

Enfin, qu'importent toutes ces diatribes, tous ces propos déplacés et sans fondement? Vous ne tenez aucuns de vos droits de la noblesse; elle ne peut donc vous les enlever : sujette du monarque, comme vous, son premier devoir, comme le vôtre, est d'obéir, de se soumettre, et dès-lors ses prétentions, quelles

(1) Art. 2 de la charte constitutionnelle.

(2) La Rochefoucauld, Réflexion 31.

que vous puissiez les supposer, doivent, ainsi que vos craintes et vos murmures, cesser, sous l'autorité de la charte qui vous garantit tous vos droits.

Mais on voulait vous tromper; on n'a que trop bien réussi : il fallait vous séduire; il fallait exaspérer l'esprit de la nation, égarer l'opinion de l'armée, de cette armée qui fit la gloire de la France, et qui, sans Louis, sans ce bon roi, aurait entraîné notre ruine totale!

Mais pas plus que vous, Français, elle n'eût le droit de se plaindre!

Louis, en remontant sur le trône, s'était associé à ses triomphes; la plupart des généraux qui l'avaient commandée sous Napoléon, faisaient partie de la maison militaire du Roi; d'autres occupaient encore leurs emplois précédens; tous les chefs avaient été décorés de cette croix de Saint-Louis que nos ancêtres regardèrent toujours comme une récompense honorable de leurs services, et comme un témoignage flatteur de la générosité du monarque; le prince avait conservé à tous les militaires, leurs anciennes décorations et leurs titres; il avait placé sous ses étendards, tous ceux que pouvaient comporter la nouvelle division de la France et l'état de ses finances; tous les officiers dont la présence était inutile, avaient reçu un traitement honorable et plus fort que n'en avaient accordé les rois précédens (1)! Les retraites anciennement accordées, étaient exactement payées; enfin, l'armée jouissait en repos, au

(1) Sous les règnes de Louis XV et Louis XVI, un colonel, par exemple, après plusieurs campagnes, et vingt-quatre à trente ans de service, prenait sa retraite avec la croix de Saint-Louis et quatre à cinq cents livres de pension. Alors, l'honneur d'avoir servi son roi, sa patrie, était la plus belle récompense.

sein

sein de la France, de sa gloire, de ses prérogatives, qu'elle ne pouvait peut-être pas espérer de conserver, après la chute de Napoléon.

Mais des soldats habitués à combattre, à parcourir l'Europe en vainqueurs, soupiraient après de nouveaux triomphes; déjà on leur avait présenté la chute de leur ancien chef, fruit unique de son imprudence et de son ambition, comme l'œuvre de la perfidie, comme une tache à leur gloire, un obstacle à leur avancement........ Lorsque la trahison le ramène, le mensonge, la fourberie l'accompagnent (1); tous les fléaux marchent à sa suite ! Peu jaloux de respecter la tranquillité dont jouissait enfin l'Europe après vingt-trois ans de guerre, ces soldats volent au-devant de celui qui compta toujours pour rien, et leurs vies, et leurs peines. Ainsi ces malheureux mortels, à peine sortis des calamités les plus terribles, ne peuvent supporter leur bonheur !

Soldats, apprenez que, chez tous les peuples anciens et modernes, l'armée fait partie de la nation qu'elle doit protéger et défendre; que toujours elle fut considérée *comme un corps obéissant*, et *jamais comme un corps délibérant;* que toute armée est destinée à garantir la patrie, soit dans l'intérieur, soit au-dehors, et qu'elle manque à l'honneur et au premier de ses devoirs, lorsqu'elle viole le pacte sacré qui l'attache aux intérêts de ses concitoyens !

Apprenez que, chez les Grecs, chez les Romains, cette nation si belliqueuse dont vous avez voulu suivre les traces, l'armée ne prenait les armes qu'ensuite des ordres émanés des assemblées du peuple, ou d'après un décret du sénat; que la Grèce fut en proie aux guerres civiles, envahie et subjuguée par la Macé-

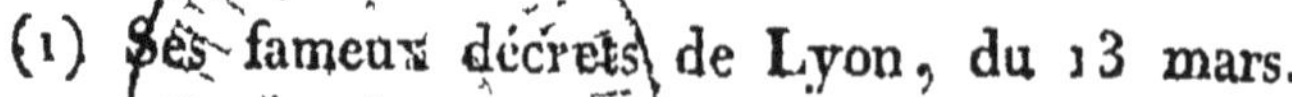

(1) Ses fameux décrets de Lyon, du 13 mars.

doine, lorsque l'armée refusa d'obéir au gouvernement, et que l'empire romain fut bientôt détruit par les Barbares, lorsque la garde prétorienne (1) ou l'armée élurent et dépossédèrent à leur gré les empereurs !

Mais dans les armées françaises, depuis le général jusqu'au dernier soldat, tous demandaient de l'avancement, tous se sacrifiaient pour l'obtenir.

Noble émulation, sans doute, aussi utile à la patrie quand elle appelle ses braves à sa défense, qu'elle est condamnable lorsque, n'ayant pour but que l'ambition, elle ne tend qu'à la perte et à la destruction du royaume !

L'état de guerre est contraire à la tranquillité, au bonheur de tous, à l'harmonie qui doit régner dans l'ordre social des nations : la guerre ruine les finances, dépeuple et démoralise les états, les entraîne dans toutes sortes de calamités ; la paix produit les effets contraires ; par elle seule, les malheurs de la guerre sont effacés, comme dans la nature, l'horreur de la tempête se dissipe à l'aspect d'un beau jour.

L'état de guerre ne peut donc être un état permanent pour une nation ; les Romains eux-mêmes fermèrent plusieurs fois le temple de Janus (2) ; si l'intérêt de la propre conservation d'un empire ne le ramène pas à des sentimens pacifiques et modérés, tôt ou tard la force le contraint à poser les armes : telle fut la situation de Bonaparte et la vôtre, en 1814.

Il fallait donc qu'à cette époque, bon gré malgré lui, il arrêtât le cours de ses entreprises ; quand même il fût resté sur le trône, les puissances liguées

(1) Garde particulière des empereurs romains.

(2) Le temple du dieu Janus, à Rome, était ouvert pendant la guerre, et fermé pendant la paix.

contre lui auraient pourvu à leur sécurité, en muselant son ambition (1); dès lors, la paix rendait vos services inutiles, l'armée éprouvait une réforme, et le malheureux état où il avoit réduit les finances, la situation fâcheuse de nos contrées ravagées par la guerre, l'eût mis dans l'impossibilité de vous traiter aussi favorablement que l'a fait Louis XVIII.

Cependant, malgré tous les bienfaits dont ce bon roi vous a comblés, vous l'avez outragé, insulté; vous avez dédaigné l'étendard des lys, cet étendard vraiment national, puisqu'il fut adopté par vos pères, et sous lequel les armées françaises signalèrent tant de fois leur courage et leur valeur; vous avez regretté ce drapeau tricolore, qui rappele à vos concitoyens les meurtres, les scènes d'abomination et d'horreur dont il a été souillé pendant notre révolution! vous avez vu d'un œil inquiet et jaloux, ces braves qui venaient s'associer à votre héroïsme, et dont vous aviez reçu les premières instructions pour marcher aux combats; moins généreux que votre ancien chef, qui avait rayé les listes de leur proscription, les avait rendus à la patrie, avait employé leurs services, vous avez refusé de les reconnaître et de les recevoir dans vos rangs; vous avez suspecté les intentions paternelles de votre roi, qui vous donnait tant de marques de sa bonté; vous avez semé dans les classes inférieures de vos concitoyens, mille bruits absurdes et injurieux, pour les

(1) Au congrès de Chatillon, dans le mois de mars 1814, on lui proposait, comme conditions *sine quibus non*, 1° de réduire de beaucoup ses armées; 2° de remettre au pouvoir des alliés, comme garantie, cinq de ses places de guerre les plus fortes; 3° de ne lui rendre ses prisonniers que dans quinze ans, par tiers de cinq ans en cinq ans, etc.

indisposer contre son auguste personne et sa famille; sortis de captivité par sa sollicitude et ses soins, vous avez repoussé la main bienfaisante à qui vous étiez redevables de la liberté, de votre vie, peut-être, pour accueillir celui qui vous immola à son ambition (1), qui vous abandonna lâchement dans vos désastres (2), et qui ramenait avec lui en France, la guerre et tous ses fléaux !

Voilà, cependant, l'homme dont vous avez protégé le retour, qu'une partie de la nation accueillit avec l'enthousiasme de la fureur, et qu'elle voulut replacer sur le trône des Bourbons !

Dès-lors qu'elle fut la conduite de ce nouveau souverain ? Certain, malgré toutes les promesses dont il leurrait la France, d'avoir la guerre avec toutes les puissances, fatiguées de son despotisme et de son ambition, il voulut y entraîner la nation entière, asservir par ses triomphes ceux qui lui résisteraient encore, peu inquiet des suites désastreuses d'un projet chimérique, s'il venait à échouer! Il rallie donc de toutes parts, sous ses drapeaux, *ces hommes aux couleurs de* 1793, qui inondèrent la France du sang de leurs concitoyens, et la plongèrent dans le deuil, la tristesse et la désolation! Il les avait muselés lors

(1) La conduite des Français rappelle celle des Romains, sous l'empereur Claude. » 19,000 hommes, dit l'auteur du génie du » christianisme, p. 285, tom. 8, d'après Tacite, ann. lib. 12, » s'égorgèrent sur le lac Fucin, pour *l'amusement* de l'empereur » et de la populace romaine; avant que d'en venir aux mains, » les combattans saluèrent ainsi l'empereur: *ave*, *imperator*, » *morituri te salutant*. César, ceux qui vont mourir, te » saluent! mot aussi lâche qu'il est touchant.»

(2) A Moskow, à Leipsick, à Mont-Saint-Jean, et en Egypte.

de son premier avènement, en les gorgeant de richesses et de dignités, en les contenant par la force de son pouvoir; maintenant, il stimule, il active leur effroyable audace, et les lance parmi vous, comme des tigres déchaînés ! Ces nouveaux Marius, ces modernes Sylla (1) quittent de toutes parts les antres où ils s'étaient dérobés aux regards de leurs concitoyens; ils accourent ressaisir les rênes de leur horrible gouvernement; ils disséminent leurs propagandaires dans les provinces; ils s'agitent, ils manœuvrent, épouvantent les hommes de bien, encouragent leurs abominables partisans ! ! L'armée entourée de prestiges, le peuple frappé d'aveuglement, croit voir en eux et dans Napoléon, les apôtres de sa liberté et de son bonheur ! ils applaudissent à leurs projets criminels, approuvent leurs mesures insensées; l'embrasement se communique comme un éclair, dans plusieurs parties de ce vaste empire; le bandeau épais qui couvre les yeux de la multitude, l'empêche d'apercevoir l'abyme affreux où elle va se précipiter; de nombreux bataillons, électrisés par de fausses idées d'honneur et d'indépendance, s'élancent vers les frontières; ils remplissent la France des cris que leur font vociférer leurs affreux transports, et déjà tous ces enfans égarés de la patrie s'écrient avec leurs maîtres, dans l'aveuglement de leur rage et de leur fureur : nous ne connaissons plus d'autre dieu que Napoléon ! !

Bientôt, dans leur délire, ces monstrueux régulateurs de l'empire organisent une guerre soi-disant nationale, et ces compagnies de gens sans aveu, qui semeront l'effroi dans les campagnes, deviendront les spoliateurs des propriétaires, et la terreur des gens de bien !

(1) Généraux romains qui remplirent Rome et l'Italie de meurtres et de proscriptions.

» Tigres, arrêtez..... Mais il n'est plus temps : la » justice est remplacée par son hideux fantôme ; les » lois sont muettes ; en leur présence la mesure des » crimes est comblée ; des torrens de sang vont » couler (1) ! ! »

Dieu de bonté, de miséricordes, prenez pitié de ces insensés qui courent à leur perte, qui se précipitent vers leur ruine ! ils sont vos enfans ; éclairez leurs esprits ; dirigez leurs cœurs, pour les ramener, par vos maximes saintes, à la tranquillité et au bonheur !

Mais non ! l'Eternel une seconde fois a prononcé ! Ces armées valeureuses qui avaient soumis et fait trembler l'Europe, renversé les trônes, et rempli l'univers de leurs exploits, doivent être vaincues à leur tour ! Fleurus, jadis témoin de leur gloire, devient le théâtre de leur défaite, et nos nombreux bataillons n'y trouvent que le désespoir et la mort !

Napoléon, le sceptre t'échappe ; ton trône est renversé : tu l'avais élevé dans le sang des nations étrangères ! il se brise et s'écroule dans le sang des malheureux Français ! !

Déjà la guerre, suivie de tous ses fléaux, a franchi nos frontières ; les campagnes sont dévastées, les villages réduits en cendres, etc. La patrie, baignée dans le sang de ses enfans, n'aperçoit de toutes parts que les incendies, les ravages et la mort !

Dans des circonstances aussi terribles, que devaient faire vos gouvernants ? Dans deux mots (2), ils arrêtaient l'effusion du sang, terminaient les guerres civiles, quittaient une lutte d'autant plus inégale qu'ils venaient de perdre leur armée, préservaient la France

(1) Bitaubé.

(2) Vive le Roi !

des suites désastreuses d'une invasion étrangère, et la ramenaient au bonheur et à la paix, dans le sein de son roi.

En vain des hommes sages que dirige l'amour du bien public, s'efforcent de leur faire apercevoir la profondeur des plaies de la patrie, qu'une plus longue résistance ne peut qu'aggraver !

Vaines illusions ! Le crime, profondément enraciné dans leurs cœurs, leur fait rejeter le parti de la soumission ; ils refusent d'ouvrir les yeux à la lumière ! s'ils ont obtenu une première fois leur pardon de la clémence du meilleur des rois, peuvent-ils l'espérer encore, après en avoir si cruellement abusé? Ils préfèrent donc chercher des ressources dans leurs fureurs, et n'osant encore compter sur de nouvelles grâces, s'ils périssent, ils auront enseveli la nation entière avec eux, sous les décombres de leur horrible anarchie (1).

Bientôt ces prétendus mandataires, aussi lâches et aussi vils que ce sénat romain qui éleva des autels au dieu Néron (2), n'ont point de honte de voter des remercîments à Bonaparte ! ils perpétuent l'égarement de l'armée qu'ils engagent, sous des prétextes faux et ridicules, à opposer une résistance inutile et désastreuse. Vous les voyez proclamer un nouveau souverain, quoiqu'ils sachent que les Alliés ont déclaré qu'ils ne voulaient point exécuter le

(1) Tous ceux qui avaient quelque part au gouvernement, ne partagèrent point ces opinions ; plusieurs s'y opposèrent ; les votes négatifs et nombreux de la fameuse loi sur les suspects, en sont une preuve ; on pourrait en fournir plusieurs autres ; mais c'était, *vox clamans in deserto.*

(2) Empereur romain, fameux par sa barbarie, ses cruautés et ses crimes.

traité de Paris avec Napoléon, par ce qu'il avait été stipulé sous la condition expresse qu'ils ne traiteraient jamais avec lui ni avec personne de sa famille. C'est ainsi qu'ils jettent une nouvelle pomme de discorde dans le sein de la France, et lui laissent dans l'avenir, des germes de bouleversements et de divisions! Vous les voyez, malgré l'opposition d'une partie de leurs collégues, promulguer une loi infame pour arracher aux gens de bien leur vie et leur liberté, loi que toute la rage révolutionnaire de 1793 ne mit point en vigueur! .....

Mais détournons nos pensées de ces images déchirantes; du moins, Français, si elles se présentent encore à vos esprits, que ce soit pour vous faire bénir un prince que vous devez chérir, qui justifie le titre glorieux que vous lui avez décerné (1), puisque, par sa présence et ses vertus, il éloigne pour toujours ces fléaux de notre patrie. Déjà, l'année dernière, il les avait fait cesser; sous un gouvernement doux et paternel, vous commenciez à respirer, à oublier vos malheurs, lorsque, par l'abus le plus étrange de la raison, vous avez préféré le crime à la vertu; le destructeur de la France, au réparateur de vos pertes; le spoliateur de vos fortunes, à celui qui voulait vous les conserver; un règne de sang, enfin, de guerres et de calamités, à un règne de paix, de tranquillité et de bonheur!!

Comparez donc le gouvernement de Louis XVIII, avec celui de Napoléon.

L'ambition de Bonaparte avait attiré les armées étrangères en France; la modération de Louis les a éloignées: Napoléon avait armé l'Europe entière contre vous; Louis, *une seconde fois*, vous réconcilie avec

(1) Louis-le-Désiré.

elle: Napoléon ne voulait, ne rêvait que la guerre; Louis ne veut que la paix; il vous l'a procurée: Napoléon, pour des prétentions chimériques, sacrifia des milliers de Français, au midi, au nord, dans l'Europe entière; Louis est avare du sang de ses sujets: Napoléon vous enlevait vos enfans; Louis vous les a rendus: sous le gouvernement de Louis, vous jouissiez de votre tranquillité; Bonaparte vous a donné la guerre, et une guerre plus terrible que jamais! Napoléon vous accable d'impôts, vous enlève, en réquisitions, vos denrées; Louis veut diminuer vos charges, et vous conserve les revenus de vos fonds, les produits de votre travail et de votre industrie, etc. etc. Louis enfin est votre bienfaiteur, et Napoléon est encore l'auteur des nouvelles calamités qui viennent de vous désoler! En effet, sans son retour, l'Europe n'aurait pas pris les armes contre vous, puisque, sous le gouvernement de Louis, vous étiez en paix avec elle, que les armées étrangères étaient retournées dans leurs patries, et que les intérêts de l'Europe et les vôtres étaient réglés au congrès de Vienne.

Mais son établissement en France compromettait de nouveau la tranquillité des peuples et de leurs souverains; ils ne pouvaient plus même se fier à sa parole d'exécuter le traité de Paris, puisque tant de fois il avait violé ses promesses. En vain il leur exaltait sa générosité; ces princes se rappelaient qu'il ne fut généreux qu'en les dépouillant d'une partie de leurs états et en les rendant ses vassaux pour ce qu'il leur en avait laissé; ils voulaient enfin être les maîtres chez eux, et voilà ce qui les décida à prendre de nouveau les armes contre lui.

Si vous pouviez encore en douter, lisez la déclaration du congrès, du 13 mars; cette pièce, antérieure à l'arrivée de Bonaparte à Paris et au départ du roi de sa capitale, prouve que les souverains ne s'occupaient que de leurs intérêts personnels, et non de ceux de Louis XVIII, puisque ce prince était alors sur son trône, et que son armée lui paraissait encore fidèle.

Or, abstraction faite de Louis, ces souverains auraient fait la guerre à Napoléon et à ses adhérens ; cette guerre aurait eu les mêmes résultats pour Bonaparte ; il eût été encore une fois forcé d'abandonner le sceptre, et de fuir devant ses vainqueurs.

Alors, sans Louis, que devenait la France ? Elle n'offrait aux conquérans qu'un pays à détruire, à réduire à l'impossibilité absolue de les inquiéter davantage : ils la divisaient, ils la partageaient, puisque c'était le seul moyen de la contenir : mais Louis stipule encore pour ses sujets fidèles et ses sujets égarés ; il paraît au milieu des armées étrangères ; à sa voix, leurs ressentimens s'apaisent, la guerre cesse ses ravages, et la France recouvre son rang parmi les nations européennes.

Ainsi donc il est faux que notre bon roi soit l'instigateur de cette guerre, et qu'elle n'ait été faite que dans son intérêt ; ainsi se réfute contre ceux qui en sont les auteurs, ce misérable sophisme, que Louis ne peut régner que par la force des baïonnettes étrangères.

Et pour détruire cette erreur jusqu'au dernier degré d'évidence, fut-ce Louis qui, en 1813, amena l'étranger dans le sein de la France ? Non, sans doute, puisqu'à cette époque les Alliés négociaient encore avec Bonaparte à Manheim, au mois de novembre 1813, et à Chatillon au mois de mars 1814. Son refus seul de donner la paix à l'Europe, obligea donc les Alliés à suivre leurs conquêtes, et fut pour nous un bienfait de la Providence, puisqu'il nous ramena le meilleur des rois, que, par le plus étrange aveuglement, on s'est plu à si cruellement calomnier! Hé bien, Louis n'est pas plus l'auteur de l'invasion de 1815, qu'il ne le fut de celle de 1813.

Dès-lors il est certain, 1° que sans le retour de Napoléon, les étrangers ne seraient point revenus en France; qu'ainsi il est l'auteur de tous nos maux; 2° que sans le retour de Louis XVIII, notre malheureuse patrie était perdue, et que ce prince est une seconde fois le sauveur de la France.

Quel fut donc votre aveuglement, pour réclamer, pour accueillir avec enthousiasme, l'auteur de tous vos désastres?

Sur la fin de 1813, vous le maudissiez, et en 1815, vous l'éleviez jusqu'au nues; en 1813, vous conjuriez le ciel de vous en délivrer, et vous l'avez accueilli dans son retour; en 1813, vous énumériez ses défauts et ses crimes; en 1815, vous avez exalté ses grandes qualités; en 1813, vous le regardiez, avec raison, comme l'unique auteur de vos maux; il devait les réparer en 1815: enfin, il fut indigne de régner en 1813, et en 1815 vous avez osé le proclamer seul souverain légitime!!

Mais, vous disaient les agitateurs, ses malheurs l'ont corrigé: mais il vous promettait, à Lyon, de couronner son épouse et son fils, et il n'ignorait pas que l'Autriche les lui avait retirés pour toujours: il voulait la paix, disaient-ils, et ils savaient qu'il nous amenait une guerre d'extermination: il accourait à vos désirs, il venait calmer vos regrets! mais il n'entendit jamais, sur son rocher, que le cri de ces factieux, de ces apôtres du jacobinisme et de l'anarchie! Il voulait faire prospérer la France; ils savaient que son retour anéantissait le commerce, détruisait l'agriculture ! il voulait vous rendre heureux ; il vous accablait d'impôts, vous enlevait vos enfans : il voulait votre tranquillité, grand dieu ! et la France était déjà en proie aux horreurs de la guerre civile ; elle était à la veille de voir ses campagnes entières ravagées, ses villes et ses villages incendiés, ses habitans égorgés ou réduits à toutes les horreurs de la famine, du désespoir et de la misère !!!

Mais, vous disait-on, ce sont les Alliés qui veulent lui faire la guerre ? Mais, Français, réfléchissez ; le même homme qui a perdu 500,000 Français en Espagne, dans une guerre injuste ; qui a dévasté l'Autriche, la Prusse, la Russie, etc. ; qui, non content d'avoir perdu la plus belle armée à Moskow, en a sacrifié de nouvelles à Lutzen, à Culm et à Leipsick ; le même homme qui refusa de signer une paix très-honorable à Prague, et une paix encore glorieuse à Manheim (1), pouvait-il, en 1815, inspirer à l'Europe quelque confiance, même en lui offrant la paix ? Quel est le souverain qui pouvait le voir sans crainte, assis sur le trône, et ne pas redou-

(1) Au congrès de Prague (juillet 1813), les Alliés offraient à Bonaparte, 1° de conserver le Rhin pour limites de la France, 2° de garder le royaume d'Italie ; 3° ils exigaient que la Hollande devînt état indépendant, en laissant à Napoléon la faculté d'y nommer un roi ; 4° ils demandaient qu'il leur restituât la Westphalie, la Confédération du Rhin, etc., moyennant quoi ils rendaient nos îsles. Il ne voulut pas !

A Manheim, lorsqu'il eut perdu la bataille de Leipsick (décembre 1813), ils lui offraient encore 1° la rive du Rhin pour limites ; 2° ils exigaient la restitution de toutes ses autres conquêtes, en lui permettant cependant de nommer un roi en Italie ; 3° ils lui rendaient nos îsles, etc.... Il refusa encore.

Voyez ce qui s'est passé au congrès de Chatillon, p. 19.

ter encore son génie turbulent, la valeur de ses soldats, et sur-tout son ambition ? Les Alliés ne doutaient pas qu'il ne leur offrît la paix, parce qu'il n'était pas encore en mesure de résister à leurs forces réunies; ils ne doutaient pas qu'à l'avenir il les attaquât en détail, lorsqu'ils ne pourraient plus se secourir à propos, et qu'il ne continuât à ensanglanter l'Europe, etc. : dès-lors, un pareil état de paix était un véritable état de guerre pour les nations étrangères.

En effet, Napoléon observa-t-il jamais ses traités? ne fut-ce pas au moment où le roi d'Espagne était son allié, lui fournissait de l'argent et des troupes qui combattaient sous les aigles françaises, qu'il le détrôna ? Ne fut-ce pas après avoir traité plusieurs fois avec l'Autriche, qu'il alla de nouveau la ravager et lui enlever l'Illyrie, etc.? Ne fut-ce pas après la paix de Tilsitt, qu'il se mit en campagne contre la Russie, etc. ? Ne fut-ce pas enfin pendant la paix, qu'il s'empara des villes Anséatiques, du Valais, des états de l'Eglise, etc. etc. et qu'il força la Suisse d'accepter sa méditation ? Et vous vouliez que l'Europe pût encore avoir confiance en lui ! vous vouliez enfin lui donner la vôtre, lorsque, tous les jours, vous vous défiez, vous méprisez et ne croyez plus à la parole d'un de vos concitoyens qui vous aura seulement une fois trompé !

Mais, dites-vous, notre nouvelle constitution garantissait qu'il n'abuserait plus de nos moyens, de nos ressources, pour ensanglanter l'Europe ; mais pensez-y bien ; n'avez-vous pas vu, contre les constitutions, son Sénat ordonner toujours, à sa demande, de nouvelles levées d'hommes ? son ancien Corps Législatif, décréter chaque année des impôts onéreux, sans lui faire d'observations (1) ? Ne l'avez-vous pas vu

(1) A l'exception de M. Lainé et d'un petit nombre de ses collègues.

obtenir alors la vente des biens des communes, etc. etc.? Hé bien, il n'eût pas agi différemment en 1815, que dans les années antérieures.

En effet, comment traitait-il les personnes qui voulaient le rappeler à l'ordre, à la modération? N'a-t-il pas dissous son Corps Législatif en 1813, parce qu'il refusait de lui accorder des impôts, et ne l'avez vous pas vu les augmenter seul (1), contre les constitutions? N'a-t-il pas constamment disgrâcié ses ministres, ses généraux les plus affidés, même les membres de sa famille (2), lorsqu'ils croyaient devoir lui faire des représentations? Ainsi sa conduite précédente détruisait toute garantie pour l'avenir.

Ignorez-vous, d'ailleurs, que le chef ambitieux d'une armée dévouée est toujours maître absolu; ignorez-vous que les représentans d'une nation peuvent alors être vaincus par la force, peut-être séduits par l'ambition et les récompenses qu'ils espérent obtenir d'un homme aussi généreux pour doter ses créatures, que sévère, je pourrais dire injuste, pour punir ceux qui osent lui résister? Les Français de 1815 ne sont-ils pas les mêmes hommes que ceux des années antérieures? ne sont-ils pas enclins aux mêmes passions, sujets aux mêmes vices? Enfin, jugez de la garantie que vous

(1) Décret du 9 janvier 1814.

(2) Le prince de Talleyrand-Périgord, qui l'engageait à ne point entreprendre la guerre d'Espagne; le duc de Castiglione, qui voulait le dissuader, après la bataille d'Iena, d'entrer en Pologne; le maréchal Lannes, qui se plaignait d'avoir été forcé de sacrifier la division qu'il commandait, à Friedland; le baron de Zomini, général suisse au service de France, qui lui conseillait de faire repasser le Rhin à son armée, avant la bataille de Leipsick; le prince Lucien, qui lui reprocha l'assassinat du duc d'Enghien, etc.

pouviez attendre de vos représentans, lorsque vous en voyez la majorité s'opiniâtrer à soutenir, après sa chute, une lutte inégale et désastreuse, etc. etc. et lorsque l'un d'entr'eux ne craint pas de lui offrir le titre de *sauveur de la patrie*, lorsqu'il faisait massacrer vos enfans à Fleurus !

Mais, vous a-t-on dit : la France a des obligations à Napoléon ; lors de son avènement, il mit un terme à l'anarchie, rétablit le culte de nos pères, repoussa les armées étrangères prêtes à envahir notre patrie ; nous lui devons encore la réunion de tous les partis, le rappel des émigrés, des codes de lois sages et bien combinées, etc., etc. Mais convenez que sa conduite postérieure montre quel fut alors son motif déterminant ; convenez qu'il n'eut en vue que d'affermir son autorité, dont il s'occupait plus que de votre bonheur ; car, s'il eût aimé la France, il eût accepté la paix à Prague, ou à Manheim, tandis qu'au contraire son ambition démesurée l'entraîna dans des guerres perpétuelles et injustes, lui fit préférer sa gloire à votre tranquillité, et que son obstination seule amena, l'année dernière, les armées étrangères en France, et le précipita d'un trône où sa prudence pouvait le maintenir.

Eut-il dès-lors quelque titre pour y remonter ? Non ; tout se réunissait pour proscrire ses injustes prétentions, déjà condamnées par les lois fondamentales du royaume, et le vœu de la nation.

Une nation a droit de se choisir un chef pour la gouverner ; mais, après son élection, le traité fait entre la nation et son Souverain, doit être exécuté selon son contenu, parce qu'il ne laisse pas d'être obligatoire, d'après la nature de toutes les conventions.

Dès-lors, Hugues Capet, Comte de Paris et d'Orléans, auteur de la branche règnante, ayant été élu roi des Français (1), dût les gouverner suivant les

(1) On a osé vous dire que Hugues Capet avait usurpé la couronne de France; mais il faut lire l'histoire, qui prouve la fausseté de cette assertion.

« Hugues Capet était sage et prévoyant, constant et ferme » dans ses desseins, puissant, estimé, honoré, *issu de race* » *royale du côté paternel et du côté maternel........* Ayant as- » semblé des évêques et des seigneurs dans la ville de Noyon, » il se fit aisément proclamer roi, vers la fin du mois de juin » (an 987); du même pas, il alla à Rheims prendre l'onction » et la couronne par les mains de l'archevêque Adalberon, qui » le sacra, le 3 de juillet..... Hugues put bien aussi se servir » du testament, quel qu'il fût, du roi Louis, fait en sa faveur. » (Ce dernier roi de la branche Carlovingienne, avait légué son royaume à Hugues, par testament. Mézeray, tom. 2, p. 343.) » *Mais son meilleur droit et le plus incontestable, était le* » *consentement du peuple français, avec le décret de la divine* » *Providence.* » Mézeray, Histoire de France, tom. 2, p. 351.

» Ludovicus, Francorum rex, obiit eodem anno (987); » Hugo, dux Francorum, est elevatus Noviomi. » (Ex chronic. Floriacensi.)

« Immaturâ adolescens præventus (Ludovicus) morte, desti- » tutum *proprio hœrede* Francorum reliquit regnum. Sanè » patruus ejus Carolus conabatur, si posset, à sui generis auc- » toribus diù possessum sibi vindicare regnum; sed ejus vo- » luntas nullum sortitur effectum. Nam Franci primates, eo » relicto, ad Hugonem qui ducatum Franciæ strenuè tunc gu- » bernabat, magni illius Hugonis filium, se convertentes, No- » viomo civitate, solio sublimant regio. » (Ex chronic. sancti Benigni Divion.)

» Ejus (Caroli) voluntas nullum habuit effectum. Eo enim » spreto, *Francorum primates, communi consensu*, Hugonem » qui tunc ducatum Franciæ strenuè gubernabat....... Noviomo

constitutions

constitutions du royaume, qui prescrivent l'hérédité

» sublimant regio solio. » Dom Bouquet, tom. 8, p. 299 et 307.

Hugues Capet, auteur de la branche règnante des Bourbons, monta donc sur le trône d'après le vœu et le consentement de la majorité de la nation.

Aussi Mézeray, p. 356, 2e volume, dit : « il n'y avait, de » tous les seigneurs du royaume, qu'Arnoul, Comte de Flan- » dres, et Hébert, Comte de Champagne, père de la femme » de Charles (duc de Lorraine), prince de la maison de » Charlemagne, second fils de Louis d'Outremer et oncle de » Louis V, compétiteur d'Hugues Capet à la couronne), qui le » (Charles) secondassent dans son dessein. »

(Charles relevait de l'empire germanique, pour la Lorraine, qui alors n'était point réunie à la France ; de sorte qu'il était devenu allemand, et s'était toujours éloigné de la cour de France. On peut d'ailleurs lire le récit peu favorable qu'en fait Mézeray, tom. 2, p. 350, 351, duquel il résulte qu'il n'était pas digne de porter la couronne).

Cependant la France comptait alors un grand nombre d'autres puissans seigneurs qui, dans ces temps du régime féodal, représentaient seuls avec le haut clergé, le corps entier de la nation, où la bourgeoisie n'avait plus de droit; tels étaient les ducs de Bretagne, de Normandie, d'Aquitaine, de Gascogne, etc.; les comtes de Bar, de la Marche, de Saint Pol, de Boulogne, du Puiset, de Montlhéry, de Toulouse, de Dreux, de Blois, de Chartres, de Flandres, de Provence, d'Auvergne, d'Artois, de Macon, de Nevers, de Poitou, etc.; les évêques de Beauvais, de Châlons, de Noyon, etc., qui déférèrent la couronne à Hugues Capet, ou approuvèrent son élection.

Au surplus, le Comte de Champagne ne fut pas long-temps dissident sur la nomination d'Hugues Capet, puisqu'avant la mort de ce roi, qui eut lieu en 996, il accepta la charge de Comte du palais du royaume de France, dont les fonctions conde la couronne, de mâle en mâle, jusqu'à extinction de la famille règnante (1). Tous ses successeurs sont ainsi appelés successivement à la couronne, de mâle en mâle, et doivent règner jusqu'à l'extinction de la famille actuelle des Bourbons.

sistaient à rendre souverainement la justice dans le palais du roi, et même dans les provinces. Mézeray, tom. 2, p. 380.

Enfin l'abbé de Mably, après avoir rapporté l'avènement d'Hugues Capet au trône, et ses différents avec le duc de Lorraine, finit par dire : « Hugues Capet......... devint un roi » légitime, parce que les grands du royaume, en traitant enfin » avec lui, reconnurent sa dignité, consentirent à lui prêter » hommage, et remplir à son égard les devoirs de la vassalité. » Observat. sur l'Hist. de France, tom. 1, p. 299, 300.

Voilà cependant les titres sacrés de la légitimité des Bourbons au trône, soutenus d'une possession tranquille de neuf à dix siècles, qu'on a osé vous présenter comme une usurpation!

(1) En vertu de la loi Salique « c'est la loi des Francs ou » des premiers Français..... Elle fut l'ouvrage des chefs de la » noblesse et des premiers de la nation...... Elle fut portée lors » de l'élection de Pharamond (le premier de nos rois), puis » augmentée sous ses successeurs..... Elle fut dressée dans l'as- » semblée des états de chacune des provinces, c'est pourquoi » elle n'est pas intitulée *lex*, simplement, mais *pactum legis* » *Salicæ. La loi Salique a toujours été regardée comme une* » *des lois fondamentales du royaume*, *pour l'ordre de suc-* » *céder à la couronne*, *à laquelle l'héritier mâle le plus* » *proche est appelé*, *à l'exclusion des filles*, *en quelque degré* » *qu'elles soient.* » Répert. univ., mot loi Salique, p. 23 et suiv. *Hoc decretum est apud regem et principes ejus*, *et apud cunctum populum christianum*, *qui infrà regnum Merwengorum consistunt. Præfatio legis Salicæ.* Mably, tom. 1, p. 321.

Ainsi la souveraineté du peuple, à l'égard de l'élection du chef de l'état, ne doit être exercée qu'après l'extinction de la famille primitivement élue; cela résulte, 1° du traité d'élection; 2° des constitutions de l'état.

1° Par le traité d'élection, la nation reconnaît le souverain et ses descendans, comme ceux-ci s'engagent à la gouverner selon les lois fondamentales de l'empire.

2° Par les constitutions de l'état, qui se rattachent au traité d'élection, les descendans du souverain primitivement élu, sont successivement appelés à la couronne.

Ainsi, le consentement de vos pères et le vôtre, les constitutions de l'état, sont les titres de Louis XVIII à la couronne, et de la famille des Bourbons.

Rien de plus sacré que de pareils droits; ils sont d'ailleurs la garantie de l'ordre social et de la tranquillité publique.

En effet, si l'on prétend qu'une nation peut toujours changer de souverain, c'est vouloir la plonger dans des dissentions perpétuelles (1), que nos lois ont voulu réprimer, en proclamant le trône hérédi-

(1) Ainsi nous avons vu la Pologne, où la couronne était élective après le décès de chaque souverain, continuellement livrée aux troubles et aux guerres civiles qui, enfin, ont entraîné la chute de ce royaume. Consultez encore l'histoire de Suède, où l'éligibilité de la couronne amène, presque chaque siècle, des disputes sanguinaires et de nouvelles révolutions.

« Par les constitutions de Moscovie (dit Montesquieu, tom. » 1, p. 125), le Czar peut choisir qui il veut pour son suc- » cesseur, soit dans sa famille, soit hors de sa famille. Un tel

taire, de mâle en mâle, dans la famille dont le chef a été primitivement élu. D'autre côté, nous voyons chaque jour les descendans tenus d'exécuter les conventions passées par leurs auteurs.

Ainsi donc, sous ce premier rapport, les prétentions de Bonaparte à la couronne n'étaient point fondées.

Mais admettons, si vous le voulez, comme on vous l'a répété jusqu'à satiété dans ces derniers temps, que la légitimité dépend de la volonté d'une nation, qui a toujours le droit de changer la forme de son gouvernement et d'élire un autre souverain (1); mais aussi

» établissement de succession cause mille révolutions...... L'ordre » de succession étant une des choses qu'il importe le plus au » peuple de savoir, le meilleur est celui qui frappe le plus les » yeux, comme la naissance, et un certain ordre de naissance. » Une telle disposition arrête les brigues, étouffe l'ambition, etc. »

(1) Cette maxime est de toute fausseté; car, ce n'est que » quand » la loi politique qui a établi dans l'état un certain ordre de » succession, devient destructrice du corps politique pour lequel » elle a été faite, qu'il ne faut pas douter qu'une autre loi poli- » tique ne puisse changer cet ordre.... comme si un grand état a » pour héritier le possesseur d'un grand état, le premier peut fort » bien l'exclure, parce qu'il est utile à tous les deux états que » l'ordre de la succession soit changé..... ou si une nation craint » qu'un certain mariage n'ait des suites qui puissent lui faire » perdre son indépendance, ou la jeter dans un partage......... » *Montesquieu*, *tom.* 3, *p.* 238 *et suiv.*

Voilà les cas seuls et autres semblables dans lesquels on peut invoquer ce principe : *le salut du peuple est la suprême loi.*

Mais, hors de ces cas, outre que cette maxime viole le contrat passé entre la nation et le souverain qui doit la gouverner, elle

vous serez obligés de convenir des conséquences qui résultent de ce principe; 1° dans ce cas, la majorité de la nation fait la loi; 2° elle a droit de changer de gouvernement lorsque celui qu'elle s'était donné précédemment, ne lui convient plus.

En partant de ces idées, admettons, comme vous le voulez, que la France reconnut à son avènement Bonaparte comme son souverain; que la nécessité de sortir de la tourmente révolutionnaire, sa bonne administration dans les premières années de son règne, les victoires qu'il remporta, etc., le peu d'espérance de revoir jamais les Bourbons, légitimèrent ses prétentions.

Bientôt son ambition démesurée et ses injustices sans nombre (1) nous plongèrent dans des guerres d'extermination; au point que la France presqu'entière vit arriver, en 1813, les Alliés avec une espèce de satisfaction, puisque c'était le seul moyen de se délivrer du joug d'un homme qui abreuvait l'Europe de sang, de larmes et de désolation!

Napoléon descendit du trône et abdiqua, à la grande satisfaction, et de la nation qui déjà l'avait proscrit, et des nations étrangères, avec lesquelles il stipula sous cette condition. Dès-lors ce traité de

entraîne les peuples dans des révolutions terribles; car il est rare, ajoute Montesquieu, *eod.*, » qu'on change l'état politique d'une » nation, sans de grandes secousses et une grande effusion de sang, » comme les histoires de tous les pays le font voir; » (comme nous l'avons malheureusement trop vu), et ce sont ces désordres que la loi qui régle l'ordre de successibilité au trône, a pour but d'éviter.

(1) L'invasion de l'Espagne, etc.; le meurtre du duc d'Enghien, etc., etc., etc.

Napoléon avec l'Europe, avec la France, était obligatoire pour lui vis-à-vis des nations étrangères, et dégageait la France de ses sermens envers lui.

Je dis que ce traité était obligatoire pour Bonaparte vis-à-vis des nations étrangères; lisez, en effet, ce que nous dit Montesquieu, ce célèbre publiciste, chap. 20, liv. 26 de son Esprit des lois, p. 233, tom. 3.

« La liberté consiste principalement à ne pouvoir » être forcé à faire une chose que la loi n'ordonne » pas; et on n'est dans cet état, que parce qu'on est » gouverné par des lois civiles : nous sommes donc » libres, parce que nous vivons sous des lois civiles.

» Il suit de-là que les princes qui ne vivent point » entr'eux sous des lois civiles, ne sont point libres; » *ils sont gouvernés par la force; ils peuvent con-* » *tinuellement forcer ou être forcés. De-là il suit* » *que les traités qu'ils ont faits par force, sont* » *aussi obligatoires que ceux qu'ils auraient faits* » *de bon gré.* Quand nous, qui vivons sous des lois » civiles, sommes contraints à faire quelques contrats » que la loi n'exige pas, nous pouvons, à la faveur » de la loi, revenir contre la violence; mais un » prince, qui est toujours dans cet état, dans lequel » il force ou il est forcé, *ne peut pas se plaindre* » *d'un traité qu'on lui a fait faire par violence.* » *C'est comme s'il se plaignait de son état naturel :* » *c'est comme s'il voulait être prince à l'égard des* » *autres princes, et que les autres princes fussent* » *citoyens à son égard; c'est-à-dire, choquer la* » *nature des choses.* »

Vous m'objecterez, sans doute, que l'histoire nous fournit des exemples de princes qui n'ont point exécuté de pareils traités, et que Napoléon n'a fait que les imiter; mais aussi, en même temps, vous serez forcés de convenir que si l'une des parties use de la force pour se soustraire à ses obligations, sa partie adverse a le même droit pour l'y ramener, et c'est ce qu'ont fait les puissances de l'Europe en déclarant la guerre à Bonaparte, qui dût encore céder, parce qu'il fut le plus faible; dès-lors, Napoléon était lié, ou forcé par son premier traité, sous ce rapport obligé vis-à-vis des nations de l'Europe, comme la France fut vis-à-vis de lui dégagée de ses sermens.

En effet, vous savez que depuis long-temps les Français soupiraient après un gouvernement plus doux, plus paternel que celui de Bonaparte; Louis parut; à ce nom sacré, le sang avait cessé de couler, l'humanité avait essuyé ses larmes; le père de famille fut certain de conserver ses enfans; le négociant, de voir prospérer son commerce; l'agriculteur, protéger ses travaux, etc. L'avenir, enfin, se présenta sous un brillant horison : bientôt la France lui dût son rang parmi les nations civilisées, sa tranquillité, l'évacuation de son territoire. Déjà tous les cœurs s'étaient élancés vers lui; des acclamations universelles, des cris de joie et d'alégresse attestèrent à ce souverain chéri le nouveau pacte que nous venions de former avec lui, et l'assentiment de la nation à la chute de cet homme qui avait appelé, par son ambition, les Alliés dans notre belle patrie, et qui avait suivi les prestiges d'une vaine gloire, plutôt que de consulter notre véritable intérêt; alors la France, en choisissant un nouveau roi, avait en même temps rejeté le joug odieux de Napoléon.

Eh bien, qui a dégagé la France de ses sermens, de ses obligations envers Louis? N'eut-il pas toujours en sa faveur, la majorité de ses habitans, comme il les a encore aujourd'hui? N'eut-il pas pour lui cette masse d'hommes honnêtes, de citoyens bien pensants?

N'eut-il pas pour lui le magistrat ami des lois, le négociant jaloux de la prospérité de son commerce, l'agriculteur paisible, le militaire qui sut placer l'amour de la patrie au premier rang de ses devoirs, les personnes honnêtes de toutes les classes, de tous les états? Consultez plutôt les habitans du midi, de l'ouest, du nord de la France, etc.; interrogez encore la masse de ceux de ce département (1), d'une partie de l'Alsace, de la Lorraine, etc. Consultez, enfin, ce rapport communiqué aux deux chambres par le ministre de Napoléon (2), puis, bon gré malgré vous, il sera vrai que la majorité des Français veut Louis XVIII, que seul elle reconnaît pour son légitime souverain (3).

Mais ce mot de souverain légitime a offusqué quelques esprits, qui se sont écriés que la légitimité ne dérivait que du choix de la nation.

D'accord, si vous le voulez; je vous ai prouvé que la majorité de la nation était pour Louis XVIII.

Mais, ont-ils dit, pourquoi Louis XVIII datait-il ses actes de la dix-neuvième année de son règne? cela veut dire qu'il ne reconnut jamais de souverain

(1) Doubs.

(2) Rapport du ministre de la police générale à Bonaparte, le 17 juin.

(3) On peut encore s'en convaincre d'après le petit nombre de votes pour le fameux acte additionnel aux constitutions de l'empire; il y a en France au moins quatre millions de citoyens actifs et votans (d'après la population, qui est de vingt-cinq millions d'ames). Or, le relevé des votes, d'après le rapport du prince Cambacérès, n'a pas produit 1,300,000 votes affirmatifs, c'est-à-dire, un peu plus du quart du nombre effectif des votans; ainsi Bonaparte eut pour lui 1,300,000 votes, compris ceux de son armée, chose inouie, et contre lui 2,700,000 citoyens qui lui refusèrent leurs suffrages.

de France que lui, etc. etc. Je pourrais vous répondre d'un seul mot, et vous dire que vous avez parfaitement raison; *que Louis, dans le droit, était roi de France*, s'il ne l'était pas dans le fait; je pourrais même m'appuyer de l'autorité de Bonaparte, qui avait engagé Louis et sa famille à lui céder, moyennant une pension, leurs droits au trône, et vous prouver ainsi que Napoléon avait reconnu positivement les droits des Bourbons à la couronne de France.

Mais en raisonnant dans une autre hypothèse, votre argument n'est toujours qu'une misérable conséquence tirée d'un fait en lui-même insignifiant!

En effet, pouviez-vous de bonne foi empêcher Louis de conserver le titre de *roi de France*, lorsqu'il n'y avait plus d'autorité, lorsqu'il ne lui servait qu'à calmer les ennuis de son exil, et à s'intéresser encore au sort de sa patrie, pour laquelle il conserva toujours le cœur d'un père et les sentiments les plus affectueux? Avez-vous jamais fait querelle aux rois d'Angleterre, parce qu'ils se sont qualifiés de *rois de France, et qu'ils ont inséré les fleurs de lys dans leurs armoiries?* N'aimez-vous pas vous-mêmes vous rappeler que vous êtes Français, quand vous êtes éloignés de votre patrie, et vous en entretenir? Ne soupirez-vous pas aux tendres émotions que ce souvenir vous procure? Pourquoi donc proscrire en Louis de pareils sentiments, que ne purent altérer les humiliations, les outrages et les horreurs commises sur sa famille, pendant la révolution?

D'ailleurs, les faits seuls peuvent tirer à quelque conséquence: où sont ceux qui peuvent lui faire supposer de pareilles intentions, tandis qu'au contraire sa conduite les a démentis?

A-t-il considéré, ce prince, comme gouvernement illégitime, celui dont il a conservé les lois civiles et criminelles, adopté les bases du gouvernement constitutionnel, laissé à la noblesse créée par Napoléon, les titres et droits que celui-ci lui avait accordés? considérait-il comme rebelles, cette armée dont il décorait les officiers supérieurs; ces officiers auxquels il accordait une retraite honorable et supérieure à celles décernées par ses prédécesseurs; ces magistrats des cours supérieures qu'il venait déjà de confirmer à vie; ces fonctionnaires publics de toutes les classes, auxquels il laissait leurs places et leurs traitements, dont-il acquitta même les termes arriérés eous Napoléon; ces administrateurs, qu'il replaçait en France, à raison de la nouvelle circonscription du territoire français qui les avait privés de leurs places? Regardait-il comme rebelles, ces citoyens dont il oublia les erreurs révolutionnaires; ceux auxquels, par une clémence plus que royale, il pardonna l'assassinat de son frère, qu'il combla même de ses faveurs, à raison de la suppression de leurs places, et auxquels il laissa leurs titres et leurs fortunes immenses? Traita-t-il de rebelles, les acquéreurs de biens nationaux auxquels ils les garantit (1); ces titulaires de pensions de tout état, auxquels il les conserva; tous ceux auxquels il en accorda; cette nation entière, enfin, à laquelle il donna une charte conforme aux lumières de notre siècle, et concordante avec les intentions si pures du meilleur des monarques pour le bonheur de ses sujets, etc. Louis ne considéra donc jamais les Français comme des rebelles, pour avoir obéi à Napoléon; il ne voulait point faire le procès à la nation entière, qui avait dû se soumettre à l'empire de la force et des circonstances; il apportait avec lui l'oubli du passé, et le cœur du plus tendre des pères à tous les Français.

(1) Ce bon roi les rassure encore par sa proclamation datée de Cambray, du 28 juin année courante.

Pouvait-il donc faire mieux? Fallait-il qu'il conservât à tous les militaires leur traitement d'activité, l'avancement qu'ils auraient eu en temps de guerre, leurs dotations d'Allemagne et d'Italie, dont ils ne peuvent attribuer la perte qu'à Napoléon? qu'il laissât à tous les fonctionnaires de l'immense Empire français, leurs places et leurs appointemens? Fallait-il qu'il satisfît l'ambition, qu'il accédât aux volontés de tous ces égoïstes de toutes les classes, de tous les rangs, qui n'ont d'autre dieu que leurs propres intérêts; lorsque, d'un autre côté, la France demandait la paix à grands cris, et par-là même une réforme dans l'armée; lorsque, pour obtenir enfin notre tranquillité, il était nécessaire de céder nos conquêtes, ce qui rendait inutiles les services d'une foule de personnes; lorsque chacun réclamait la diminution des impôts, et la suppression totale des plus onéreux, etc.? Etrange nation, où les uns veulent tout obtenir, les autres donner le moins possible, et où personne ne veut faire de sacrifices pour l'intérêt général, le bonheur et la tranquillité de sa patrie! (1)

(1) Enfin, pour répondre à toutes les objections des partisans de Bonaparte, il faut lire ce que nous dit le roi, dans sa proclamation datée de Cambray, du 28 juin dernier.

« Revenu sur le sol de la patrie, je me plais à parler de » confiance à mes peuples. Lorsque je reparus au milieu d'eux, » je trouvai les esprits agités et emportés par des passions con- » traires; mes regards ne rencontraient de toute part que des » difficultés et des obstacles; *mon gouvernement devait faire des* » *fautes; peut-être en a-t-il fait. Il est des temps où les in-* » *tentions les plus pures ne suffisent pas pour diriger, ou* » *quelquefois même elles égarent : l'expérience seule pouvait*

Français, je vous ai indiqué l'origine de vos malheurs ; rappelez-vous qu'ils prennent leur source dans l'oubli de cette religion divine qui civilisa le monde, fit le bonheur de vos pères et qui, par la sublimité de sa morale, l'immensité de ses bienfaits, etc. justifie sa sainteté, sa grandeur et son élévation ; en effet, « en anéantissant la piété envers les Dieux, » dit Cicéron (1) c'est aussi anéantir la bonne foi, » la société du genre humain, et la plus excellente » des vertus, la justice. » Ainsi, une première erreur en a enfanté plusieurs autres, et bientôt a produit tous les crimes qui ont affligé la patrie (2) ! Défiez-vous donc, dit un auteur moderne, de « ceux qui, » sous prétexte d'expliquer la nature, *sèment dans* » *les cœurs des hommes*, *de désolantes doctrines*, » et dont le scepticisme apparent est cent fois plus » affirmatif et plus dogmatique que le ton décidé de » leurs adversaires. Sous le hautain prétexte qu'eux » seuls sont éclairés, vrais, de bonne foi, ils nous » soumettent impérieusement à leurs décisons tran- » chantes, et prétendent nous donner, pour les vrais » principes des choses, les inintelligibles systêmes » qu'ils ont bâtis dans leur imagination. Du reste, » *renversant*, *détruisant*, *foulant aux pieds tout* » *ce que les hommes respectent*, ils ôtent aux affligés

» *avertir ; elle ne sera pas perdue ; je veux tout ce qui sauvera* » *la France.* »

Il ne m'appartient pas de présenter des réflexions sur cette proclamation de sa Majesté ; elles ne pourraient d'ailleurs qu'affaiblir la noble et touchante expression de ses sentiments ; j'observe seulement que ces paroles doivent calmer toutes les craintes, et rassurer tous ceux qui auroient pu concevoir quelques inquiétudes.

(1) « Pietate adversùs deos sublatâ, fides etiam, et societas » humani generis...... tollatur. De nat. deor., l. 4, 2.

(2) Abyssus abyssum invocat.

» la dernière consolation de leur misère, aux puissans » et aux riches, le seul frein de leurs passions ; ils » arrachent au fond des cœurs le remords du crime, » l'espoir de la vertu, et *se vantent encore d'être* » *les bienfaiteurs du genre humain.* »

Eh, quels sont donc ces bienfaiteurs ? Ce sont ces sectaires de l'anarchie, que vous devriez apprécier depuis vingt-cinq ans : ils n'ont point changé de systême, ils n'en changeront jamais ! Ce sont eux qui conduisirent à l'échaffaud le vertueux Louis XVI (1) ! ce sont eux qui, dans tous les temps, ont abreuvé la France de proscriptions, de sang et et de désolations ! ce sont eux enfin à qui Louis XVIII avait pardonné, etc. etc. Repoussez donc leurs insinuations perfides et celles de leurs adhérens : s'ils osent encore les renouveler, dénoncez ces hommes coupables aux tribunaux, où les attend toute la sévérité des lois : ne jugez des intentions de votre roi, que par la marche de son administration ; attachez-vous à connaître tous les actes qui émaneront de lui ; vous y remarquerez l'intérêt qu'il vous porte, la justice et la bonté de son cœur, la franchise et la sincérité de ses intentions.

Soldats, beaucoup d'entre vous ne furent qu'égarés : je dis plus ; il en est qui, au milieu de la séduction, n'ont point dévié du sentier de l'honneur, et qui furent toujours fidèles à la patrie et à leur roi, qu'ils rappelaient de tout leur cœur. Ce bon prince nous est rendu ; que votre dévouement à le servir, le

(1) Interrogez toutes les personnes honnêtes qui ont pu apprécier ce roi martyr ; lisez son histoire ; elle peint la candeur de son ame généreuse, ses vertus, sa bonté pour tous les Français. Les factieux qui lui ont ôté la vie, n'ont pu réussir à entacher sa mémoire, et le doux souvenir de ce bon prince fera toujours verser des larmes à tous les hommes de bien !

dédommage de la perfidie de vos compagnons d'armes, et efface, aux yeux de la France et de l'univers entier, la honte dont se souilla une partie des chefs de l'armée française.

Français, vous venez d'être les témoins et les victimes, dans le court espace de quelques mois, de toutes les abominations que la fureur révolutionnaire vous présenta pendant plusieurs années; ainsi, comme la vertu, le crime a ses degrés, et son horrible férocité a attiré sur vous tous les fléaux; vos malheurs sont grands, mais ils ne sont pas irréparables : vos désastres étaient à leur comble, sans la bonté du meilleur des rois, qui, au milieu de vos égaremens, n'oubliait point que vous étiez tous ses enfans, et stipulait encore pour votre bonheur (1). Il revient une seconde fois guérir vos plaies, qu'il avait déjà cicatrisées l'année dernière; il vous apporte encore la paix et la tranquillité : serez-vous insensibles à tant de bienfaits?

Français de toutes les classes, de quelqu'opinion que vous soyez, rappelez-vous que l'oubli des maximes de la sagesse, entraîne tous les malheurs qui nous accablent depuis nombre d'années, et qu'on ne trouve la félicité et le bonheur que dans la pratique de la vertu; reconnaissez vos erreurs, abjurez-les; Louis pardonne à vos égaremens. Votre obstination perpé-

(1) Dans sa proclamation du mois de mai, Louis annonçant à la France que le traité d'alliance conclu entre les puissances étrangères contre Bonaparte, a été présenté à son acceptation, nous dit : *Français, votre roi a délibéré;* IL A SIGNÉ ; *dans ce mot est votre sécurité toute entière.*

Il faut lire dans les journaux suisses du mois de juin, cette intéressante proclamation, que les journaux de Bonaparte ont horriblement défigurée.

tuerait vos malheurs, et ceux de la France entière : ô mes compatriotes ! je vous en conjure, au nom de la patrie, de nos propres intérêts, de la nécessité même, pressons-nous tous autour de notre bon roi ; soyez convaincus que notre bonheur dépend de notre réuuion ! Oublions donc toutes nos dissentions ; abjurons tout esprit de haine et de vengeance ; répétons à l'envi ce cri sacré de nos pères, qui nous procure de si douces et de si tendres émotions ; ne formons plus désormais qu'une seule et même famille, réunie dans l'amour du meilleur des rois ; ne nous occupons enfin de nos malheurs passés que pour remercier Dieu d'y avoir mis un terme, pour bénir l'auguste famille que la Providence ramène au milieu de nous, et qui mérite à tant d'égards, tout notre amour et notre reconnaissance. *VIVE LE ROI, POUR TOUJOURS.*

A Besançon, de l'Imprimerie de Ve Couché, Grand'-rue, No 189.

www.ingramcontent.com/pod-product-compliance
Ingram Content Group UK Ltd.
Pitfield, Milton Keynes, MK11 3LW, UK
UKHW020355250726
13967UKWH00005B/2290

9 782013 19371